Anweisung

zur

Bekämpfung des Fleckfiebers (Flecktyphus).

(Genehmigt in der Sitzung des Reichsrats
vom 5. Februar 1920.)

Amtliche Ausgabe.
(Ausgabe mit Sachregister.)

1920

Springer-Verlag Berlin Heidelberg GmbH

ISBN 978-3-662-24542-2   ISBN 978-3-662-26688-5 (eBook)
DOI 10.1007/978-3-662-26688-5

Inhalt.

Vorbemerkung.

Die Anweisung bildet eine Zusammenstellung der auf die Bekämpfung des Fleckfiebers bezüglichen Vorschriften aus nachbezeichneten Bestimmungen:

1. Gesetz, betreffend die Bekämpfung gemeingefährlicher Krankheiten, vom 30. Juni 1900 (Reichs=Gesetzbl. 1900 S. 306).

2. Bekanntmachung des Reichsministers des Innern, betreffend Abänderungen der Ausführungsbestimmungen zu dem Gesetz über die Bekämpfung gemeingefährlicher Krankheiten. Vom 24. Februar 1920. I. Bekämpfung des Fleckfiebers (Reichs=Gesetzbl. S. 281).

3. Deßgl. III abgeänderte Bestimmungen über die wechselseitige Benachrichtigung der Militär= und Polizeibehörden über das Auftreten übertragbarer Krankheiten (Reichs=Gesetzbl. 1920 S. 298).

Außerdem sind berücksichtigt Maßregeln, welche vom Reichsgesundheitsamt und vom Reichs=Gesundheitsrate vorgeschlagen worden sind und die Zustimmung des Reichsrats gefunden haben.

Anweisung
zur
Bekämpfung des Fleckfiebers.

I. Anzeigepflicht.

§ 1.

Jede Erkrankung und jeder Todesfall an Fleckfieber §§ 1, 4 des Ge sowie jeder Fall, welcher den Verdacht dieser Krankheit erweckt, ist der für den Aufenthaltsort des Erkrankten oder den Sterbeort zuständigen Polizeibehörde unverzüglich mündlich oder schriftlich anzuzeigen.

Wechselt der Erkrankte den Aufenthaltsort, so ist dies unverzüglich bei der Polizeibehörde des bisherigen und des neuen Aufenthaltsorts zur Anzeige zu bringen.

§ 2.

Zur Anzeige sind verpflichtet: § 2 des Gesetze
1. der zugezogene Arzt,
2. der Haushaltungsvorstand,
3. jede sonst mit der Behandlung oder Pflege des Erkrankten beschäftigte Person,
4. derjenige, in dessen Wohnung oder Behausung der Erkrankungs- oder Todesfall sich ereignet hat,
5. der Leichenschauer.

Die Verpflichtung der unter Nr. 2 bis 5 genannten Personen tritt nur dann ein, wenn ein früher genannter Verpflichteter nicht vorhanden ist.

1*

Für Krankheits- und Todesfälle, welche sich in öffentlichen Kranken-, Entbindungs-, Pflege-, Gefangenen- und
ähnlichen Anstalten ereignen, ist der Vorsteher der Anstalt
oder die von der zuständigen Stelle damit beauftragte Person
ausschließlich zur Erstattung der Anzeige verpflichtet.

Auf Schiffen oder Flößen gilt als der zur Erstattung
der Anzeige verpflichtete Haushaltungsvorstand der Schiffer
oder Floßführer oder deren Stellvertreter.

8 des Gesetzes.

§ 3.

Um die Erfüllung der Anzeigepflicht tunlichst zu sichern,
ist es zweckmäßig, in Zeiten drohender Fleckfiebergefahr die
praktischen Ärzte mit den beigefügten Ratschlägen für die
Bekämpfung des Fleckfiebers (Anlage 1) zu versehen.

Zur Erleichterung der Anzeigeerstattung empfiehlt sich
die Benutzung von Kartenbriefen, welche den aus der Anlage 2 ersichtlichen Vordruck aufweisen. Es ist Sorge zu
tragen, daß den Anzeigepflichtigen Kosten dadurch nicht er-
wachsen.

Anlage 1.

Anlage 2.

II. Ermittelung der Krankheit.

§ 4.

Die Polizeibehörde muß, sobald sie von dem Ausbruch
oder dem Verdachte des Auftretens des Fleckfiebers Kenntnis
erhält, hiervon den zuständigen beamteten Arzt sofort benachrichtigen. Dieser hat alsdann unverzüglich an Ort und
Stelle Ermittelungen über die Art, den Stand und die Ur-
sache der Krankheit vorzunehmen und der Polizeibehörde eine
Erklärung darüber abzugeben, ob der Ausbruch der Krankheit festgestellt oder der Verdacht des Ausbruchs begründet ist.
In Notfällen kann der beamtete Arzt die Ermittelungen auch
vornehmen, ohne daß ihm eine Nachricht der Polizeibehörde
zugegangen ist.

Es ist wünschenswert, daß der beamtete Arzt bei j e d e m
Falle von Erkrankung an Fleckfieber oder Krankheitsverdacht
die Ermittelungen an Ort und Stelle vornimmt.

§ 6 Abs. 1 des
Gesetzes.

§ 6 Abs. 3 des
Gesetzes.

In Ortschaften mit mehr als 10 000 Einwohnern, in denen die Seuche bereits festgestellt ist, muß nach den Bestimmungen des Abs. 1 auch dann verfahren werden, wenn Erkrankungs= oder Todesfälle an Fleckfieber in einem räumlich abgegrenzten Teile der Ortschaft, welcher von der Krankheit bis dahin verschont geblieben war, vorkommen.

§ 6 Abs. 2 des Gesetzes.

§ 5.

Dem beamteten Arzt ist, soweit er es zur Feststellung der Krankheit für erforderlich und ohne Schädigung des Kranken für zulässig hält, der Zutritt zu dem Kranken oder zur Leiche und die Vornahme der zu den Ermittelungen über die Krankheit erforderlichen Untersuchungen zu gestatten.

§ 7 des Gesetzes.

Der behandelnde Arzt ist berechtigt, den Untersuchungen beizuwohnen. Der beamtete Arzt hat ihn von dem Zeitpunkt und dem Orte der Untersuchungen tunlichst rechtzeitig zu benachrichtigen.

Die im § 2 aufgeführten Personen sind verpflichtet, über alle für die Entstehung und den Verlauf der Krankheit wichtigen Umstände dem beamteten Arzt und der zuständigen Behörde auf Befragen Auskunft zu erteilen.

§ 6.

Nach dem Eintreffen bei dem Kranken hat der beamtete Arzt unter Einhaltung der in den Ratschlägen für Ärzte (Anlage 1) geschilderten Vorsichtsmaßregeln festzustellen, ob eine Fleckfiebererkrankung vorliegt oder der Verdacht des Vorhandenseins einer solchen anzunehmen ist. Er hat genau zu ermitteln, wie lange die verdächtigen Krankheitserscheinungen schon bestanden haben, ferner wo und wie sich der Kranke vermutlich angesteckt hat. Insbesondere ist nachzuforschen, wo der Kranke sich in den letzten drei bis vier Wochen vor Beginn der Erkrankung aufgehalten hat, mit welchen Personen er in Berührung gekommen ist, ob auf seiner Arbeitsstätte oder in seiner Herberge verdächtige Erkrankungen vorgekommen sind, ob er von auswärts Besuch erhalten hatte und woher, ob der Kranke oder Angehörige

Anlage 1.

von ihm in den letzten drei bis vier Wochen außerhalb der Ortschaft gewesen sind und wo, ob Sendungen mit gebrauchten, verlausten Kleidungsstücken, Wäsche u. dergl. in letzter Zeit eingetroffen sind und woher diese stammten, ob und inwiefern für den Kranken die Möglichkeit vorlag, Läuse aufzunehmen, und ob er und seine Umgebung verlaust ist.

III. Maßregeln gegen die Weiterverbreitung der Krankheit.

§ 7.

§ des Gesetzes.

Ist nach dem Gutachten des beamteten Arztes der Ausbruch des Fleckfiebers festgestellt oder der Verdacht des Ausbruchs begründet, so hat die Polizeibehörde unverzüglich die zur Verhütung der Weiterverbreitung der Krankheit erforderlichen Maßnahmen zu treffen.

Bei allen verdächtigen Erkrankungen ist, solange der Verdacht sich nicht als unbegründet erwiesen hat, so zu verfahren, als ob es sich um wirkliche Fleckfieberfälle handelt. Jedoch hat die Polizeibehörde mindestens alle drei Tage durch den beamteten Arzt Ermittelungen darüber anstellen zu lassen, ob der Krankheitsverdacht durch den weiteren Verlauf der Krankheitserscheinungen bestätigt wird.

§ des Gesetzes.

Bei Gefahr im Verzuge hat der beamtete Arzt schon vor dem Einschreiten der Polizeibehörde die zur Verhütung der Verbreitung der Krankheit zunächst erforderlichen Maßregeln anzuordnen. Der Vorsteher der Ortschaft hat den von dem beamteten Arzte getroffenen Anordnungen Folge zu leisten. Von den Anordnungen hat der beamtete Arzt der Polizeibehörde sofort schriftliche Mitteilung zu machen; sie bleiben solange in Kraft, bis von der zuständigen Behörde anderweitige Verfügung getroffen wird.

§ 8.

§ 2 Abs. 1 der Ausführungs= bestimmungen

Anlage 3.

An Fleckfieber erkrankte oder krankheitsverdächtige Personen sind ohne Verzug nach Maßgabe der Anlage 3 von Läusen und deren Eiern gründlich zu befreien, mit reiner Leib= und Bettwäsche, erforderlichenfalls auch mit solchen Kleidungs=

stücken zu versehen und in einem von Läusen freien Raume abzusondern. Als krankheitsverdächtig sind solche Personen zu betrachten, welche unter Erscheinungen erkrankt sind, die den Ausbruch des Fleckfiebers befürchten lassen.

Die Absonderung hat derart zu erfolgen, daß der Kranke mit anderen als den zu seiner Pflege bestimmten Personen, dem Arzt oder dem Seelsorger nicht in Berührung kommt, und eine Verbreitung der Krankheit durch Übertragung von Läusen tunlichst ausgeschlossen ist. Angehörigen und Urkundspersonen ist, soweit es zur Erledigung wichtiger und dringender Angelegenheiten geboten ist, der Zutritt zu dem Kranken unter Beobachtung der erforderlichen Maßregeln gegen eine Weiterverbreitung der Krankheit durch Läuse zu gestatten. Nötigenfalls ist der Zutritt zu dem Kranken von der Entlausung des Besuchers abhängig zu machen.

§ 14 Abs. 2 des Gesetzes und Nr. 2 Abs. 3 der Ausführungsbestimmungen

Werden trotz Erforderns der Polizeibehörde in der Behausung des Kranken die nach dem Gutachten des beamteten Arztes zum Zwecke der Absonderung notwendigen Einrichtungen nicht getroffen, so kann, falls der beamtete Arzt es für unerläßlich und der behandelnde Arzt es ohne Schädigung des Kranken für zulässig erklärt, die Überführung des Kranken in ein geeignetes Krankenhaus oder einen anderen geeigneten Unterkunftsraum angeordnet werden. Als geeignet sind nur solche Krankenhäuser oder Unterkunfträume anzusehen, in welchen die Entlausung und Absonderung der Kranken nach Maßgabe des Abs. 1 und 2 erfolgen kann.

Der Raum, nötigenfalls auch die Wohnung, wo der Kranke bisher untergebracht war, ist zu entlausen und bis dahin verschlossen zu halten.

Krankheitsverdächtige Personen dürfen nicht in demselben Raume mit Fleckfieberkranken untergebracht werden.

§ 14 Abs. 3 des Gesetzes

Insoweit der beamtete Arzt es zur wirksamen Bekämpfung der Krankheit für unerläßlich erklärt, kann angeordnet werden, daß die Gesunden aus der Wohnung entfernt und die Kranken, anstatt daß sie zur Absonderung in ein Krankenhaus oder in einen sonst geeigneten Unterkunftsraum verbracht werden, in der Wohnung belassen werden. Unter

Nr. 2 Abs. 4 der Ausführungsbestimmungen.

der gleichen Voraussetzung kann ausnahmsweise sogar die Räumung des ganzen Hauses angeordnet werden, wenn in ihm außergewöhnlich ungünstige, der Krankheitsverbreitung förderliche Zustände (Verlausung, Überfüllung, Unreinlichkeit in Herbergen, Gastwirtschaften, Massenunterkunftsräumen u. dergl.) herrschen. Den betroffenen Bewohnern ist, nachdem sie von Läusen befreit sind, anderweit geeignete Unterkunft unentgeltlich zu bieten.

§ 9.

Nr. 2 Abs. 5 der Ausführungsbestimmungen.

Zur Fortschaffung von Kranken und Krankheitsverdächtigen sollen dem öffentlichen Verkehre dienende Beförderungsmittel (Droschken, Straßenbahnwagen u. dergl.) in der Regel nicht benutzt werden.

Nr. 5 Abs. 1 der Ausführungsbestimmungen.

Es ist Vorsorge zu treffen, daß Fahrzeuge und andere Beförderungsmittel, die zur Fortschaffung von kranken oder krankheitsverdächtigen Personen gedient haben, alsbald und vor anderweitiger Benutzung entlaust werden.

§ 10.

Sobald wegen Absonderung der kranken und der krankheitsverdächtigen Personen die nötigen Anordnungen getroffen sind, ist festzustellen, welche Personen als ansteckungsverdächtig anzusehen sind.

Nr. 1 Abs. 1 der Ausführungsbestimmungen.

Als ansteckungsverdächtig sind zu betrachten diejenigen Personen, welche mit einer an Fleckfieber erkrankten oder verstorbenen, zuvor noch nicht wirksam entlausten Person unmittelbar oder mittelbar in Berührung gekommen sind, aber noch keine verdächtigen Krankheitserscheinungen zeigen.

Nr. 1 Abs. 1 und Nr. 2 Abs. 2 der Ausführungsbestimmungen.

Alle ansteckungsverdächtigen Personen, welche mit einer an Fleckfieber erkrankten oder verstorbenen, zuvor noch nicht wirksam entlausten Person unmittelbar in Berührung gekommen sind, müssen mindestens zweimal in einem Zwischenraume von wenigstens fünf Tagen entlaust werden; erforderlichenfalls ist auch ihre Wohnung zu entlausen. Sie sind in einem von Läusen freien Raum abzusondern. Jedoch kann die Absonderung unterbleiben, sofern der beamtete Arzt die Beobachtung für ausreichend erachtet. In diesem Falle ist alsdann mindestens für eine tägliche abendliche Messung der Körperwärme des Beobachteten Sorge zu tragen.

Auf die Absonderung ansteckungsverdächtiger Personen finden die Bestimmungen des § 8 Abs. 2 sinngemäße Anwendung. Jedoch dürfen ansteckungsverdächtige Personen nicht in demselben Raume mit kranken Personen untergebracht werden. Mit krankheitsverdächtigen Personen dürfen ansteckungsverdächtige Personen in demselben Raume nur untergebracht werden, wenn beide wirksam entlaust sind. Die Absonderung darf die Dauer von drei Wochen, gerechnet vom Tage der letzten Ansteckungsgelegenheit, nicht übersteigen.

Ansteckungsverdächtige Personen, die nur mittelbar mit einem Fleckfieberkranken oder einer Fleckfieberleiche (Abs. 2) in Berührung gekommen sind, insbesondere auch die nicht in Wohnungsgemeinschaft mit dem Kranken lebenden Bewohner des Hauses, ferner Arbeitsgenossen u. dergl., sind nach dem Ermessen des beamteten Arztes lediglich einer Beobachtung zu unterwerfen und nur erforderlichenfalls auch einer Entlausung ihrer Person und ihrer Wohnung zu unterziehen. Die Beobachtung soll nicht länger als drei Wochen, gerechnet vom Tage der letzten Ansteckungsgelegenheit, dauern. Sie ist in schonender Form und so vorzunehmen, daß Belästigungen tunlichst vermieden werden. Sie wird in der Regel darauf beschränkt werden können, daß durch einen Arzt oder durch eine sonst geeignete Person täglich Erkundigungen über den Gesundheitszustand der betreffenden Personen eingezogen werden.

Nr. 1 Abs. 1 der Ausführungsbestimmungen.

Wechselt eine der Beobachtung unterstellte Person den Aufenthalt, so ist die Polizeibehörde des neuen Aufenthaltsorts behufs Fortsetzung der Beobachtung von der Sachlage in Kenntnis zu setzen.

§ 11.

Eine verschärfte Art der Beobachtung, verbunden mit mehrmals wiederholter Entlausung sowie mit Be-

Nr. 1 Abs. 3 der Ausführungsbestimmungen.

schränkungen in der Wahl des Aufenthalts oder der Arbeitsstätte (z. B. Anweisung eines bestimmten Aufenthalts, Verpflichtung zum zeitweisen persönlichen Erscheinen vor der Gesundheitsbehörde), ist bei gehäuftem Auftreten von Fleckfieber solchen ansteckungsverdächtigen Personen gegenüber zulässig, welche obdachlos oder ohne festen Wohnsitz sind oder berufs- oder gewohnheitsmäßig umherziehen, z. B. fremdländische Auswanderer und Arbeiter, Zigeuner, Landstreicher, Hausierer.

§ 12.

und 14 Abf. 1
.8 Gesetzes.

Behufs zuverlässiger Durchführung der Schutzmaßregeln hat der beamtete Arzt ein Verzeichnis

1. der an Fleckfieber erkrankten Personen,
2. der krankheitsverdächtigen Personen,
3. der ansteckungsverdächtigen Personen

aufzunehmen und alsbald der Polizeibehörde vorzulegen.

Bei den unter 3 genannten Personen ist anzugeben, inwieweit eine Absonderung erfolgen muß, oder aus welchen Gründen eine Beobachtung genügt.

§ 13.

. 2 Abf. 7 der
usführungs-
·stimmungen.

Personen, die der Pflege und Wartung von Fleckfieberkranken und der Öffnung von Fleckfieberleichen sich widmen, ist aufzugeben, den Verkehr mit anderen Personen so lange, als der beamtete Arzt es für erforderlich hält, tunlichst zu vermeiden; im übrigen sind sie als ansteckungsverdächtig zu behandeln (vgl. § 10). Auch ist ihnen die Anwendung der von dem beamteten Arzte außerdem angeordneten Vorsichtsmaßregeln und die Einhaltung der sonst gegen die Weiterverbreitung der Krankheit von dem beamteten Arzte für nötig befundenen Maßnahmen zur Pflicht zu machen.

Personen, die der Entlausung von Fleckfieberkranken sich berufsmäßig widmen, z. B. Desinfektoren, ist die Anwendung der von dem beamteten Arzte angeordneten Vorsichtsmaßregeln und die Einhaltung der sonst gegen die Weiterverbreitung der Krankheit für nötig befundenen Maß-

nahmen zur Pflicht zu machen, jedoch sind verkehrsbeschrän=
kende Anordnungen nach Möglichkeit zu vermeiden.

Mit der Pflege von Fleckfieberkranken und deren Ent=
lausung sind nach Möglichkeit nur solche Personen zu be=
trauen, welche die Krankheit bereits überstanden haben.

§ 14.

Die Polizeibehörde hat dafür Sorge zu tragen, daß der
Haushaltungsvorstand auf die Übertragbarkeit des Fleckfiebers
durch Läuse und auf die gefährlichen Folgen eines Verkehrs
mit dem Kranken aufmerksam gemacht wird. Zu diesem
Zweck ist ihm die beigefügte gemeinverständliche Belehrung
(Anlage 4) einzuhändigen.

Anlage 4.

§ 15.

Jugendliche Personen aus einem Haushalt, in dem
ein Fleckfieberfall vorgekommen ist, müssen, soweit und so=
lange nach dem Gutachten des beamteten Arztes eine Weiter=
verbreitung der Krankheit aus diesem Haushalt zu befürchten
ist, vom Schulbesuche ferngehalten werden.

Nr. 4 der Aus
führungsbestim
mungen.

Ereignet sich ein Fleckfieberfall im Schulhause, so muß
die Schule geschlossen werden, solange sich der Kranke darin
befindet. Personen, welche der Ansteckung durch das Fleck=
fieber ausgesetzt gewesen sind, müssen so lange vom Schul=
betrieb ausgeschlossen werden, bis sie wirksam entlaust sind.

Die vorstehenden Bestimmungen finden auf andere
Unterrichtsveranstaltungen, an denen mehrere Personen teil=
nehmen, sinngemäß Anwendung.

§ 16.

Die Polizeibehörde hat dem Haushaltungsvorstand und
dem Pflegepersonal aufzuerlegen, daß die Bett= und Leib=
wäsche, die Kleidungsstücke sowie andere Gegenstände, auf die
Läuse von dem Kranken übergegangen sein können, nament=
lich solche, welche bei der Reinigung und Pflege des Kranken

Nr. 5 Abf. 1 der
Ausführungs=
bestimmungen.

benutzt worden sind, wie Waschbecken, Badewannen, Kämme, ferner Bettvorlagen, der Fußboden des Krankenzimmers während des Bestehens der Krankheit fortlaufend, nach Maßgabe der Anlage 3, entlaust und läusefrei gehalten werden.

Es ist dafür zu sorgen, daß gesunde Personen die Berührung des Kranken oder seiner Lagerstätte wegen der Gefahr des Übertritts von Läusen tunlichst vermeiden. Es ist darauf zu achten, daß sie, wenn eine solche Berührung dennoch stattfindet, sich von Läusen freihalten und sich in jedem Falle hinterher die Hände gründlich waschen.

§ 17.

Wohnungen oder Häuser, in denen Fleckfieberkranke sich befinden, können kenntlich gemacht werden.

§ 18.

Die Polizeibehörden der vom Fleckfieber ergriffenen Ortschaften haben dafür zu sorgen, daß Gegenstände, von denen nach dem Gutachten des beamteten Arztes anzunehmen ist, daß sie das Fleckfieber durch Läuse zu übertragen geeignet sind, vor wirksamer Entlausung nicht in den Verkehr gelangen.

In einem Hause, in welchem sich ein Fleckfieberkranker befindet, können Handels- oder gewerbliche Betriebe Beschränkungen unterworfen oder geschlossen werden, insoweit nach dem Gutachten des beamteten Arztes von der Fortsetzung des Betriebs eine Verbreitung des Ansteckungsstoffes zu befürchten ist.

§ 19.

Die Leichen der an Fleckfieber Gestorbenen sind, sofern der Verstorbene nicht wirksam entlaust war, ohne vorheriges Waschen und Umkleiden sofort in Tücher einzuhüllen, die mit einer läusevertilgenden Flüssigkeit getränkt sind. Sie sind alsdann in dichte Särge zu legen, die am Boden mit einer reichlichen Schicht Sägemehl, Torfmull oder anderen aufsaugenden Stoffen bedeckt sind. Der Sarg ist alsbald zu schließen.

Soll mit Rücksicht auf religiöse Vorschriften das Waschen der Leiche ausnahmsweise stattfinden, so darf es nur unter den vom beamteten Arzt angeordneten Vorsichtsmaßregeln und nur mit läusevertilgenden Flüssigkeiten ausgeführt werden.

Ist ein Leichenhaus vorhanden, so ist die eingesargte Leiche sobald als möglich dahin überzuführen. In Ortschaften, in welchen ein Leichenhaus nicht besteht, ist dafür Sorge zu tragen, daß die eingesargte Leiche tunlichst in einem besonderen abschließbaren Raume bis zur Beerdigung aufbewahrt wird.

Die Ausstellung der Leiche im Sterbehaus oder im offenen Sarg ist zu untersagen, das Leichengefolge möglichst zu beschränken und dessen Eintritt in das Sterbehaus zu verbieten.

Personen, die bei der Einsargung beschäftigt gewesen sind, ist die Einhaltung der von dem beamteten Arzte gegen eine Weiterverbreitung der Krankheit für erforderlich erachteten Maßregeln zur Pflicht zu machen.

§ 20.

Hat eine fortlaufende Entlausung nicht stattgefunden, so ist nach der Verbringung des Kranken in ein Krankenhaus, nach seiner Genesung oder seinem Ableben eine nachträgliche Entlausung vorzunehmen, die sich auf die in § 16 bezeichneten Gegenstände erstrecken muß. *Nr. 5 Abs. 2 der Ausführungsbestimmungen.*

Ist die Entlausung nicht ausführbar oder im Verhältnis zum Werte der Gegenstände zu kostspielig, so kann die Vernichtung angeordnet werden. *§ 19 Abs. 3 des Gesetzes*

Wohnungen oder Häuser, die wegen Ausbruchs des Fleckfiebers geräumt worden sind (§ 8 letzter Absatz dieser Anweisung), dürfen erst nach einer wirksamen Entlausung zur Wiederbenutzung freigegeben werden.

§ 21.

Die Aufhebung der getroffenen Anordnungen darf nur nach Anhörung des beamteten Arztes erfolgen. Sie hat stattzufinden *Nr. 7 der Ausführungsbestimmungen.*

bezüglich der ansteckungsverdächtigen Personen, wenn sie innerhalb drei Wochen, gerechnet von dem Tage der letzten Ansteckungsgelegenheit, verdächtige Erscheinungen nicht gezeigt haben,

bezüglich der krankheitsverdächtigen Personen, wenn sich der Verdacht nicht als begründet erwiesen hat,

bezüglich derjenigen Personen, bei welchen das Fleckfieber festgestellt ist, nach ihrer Genesung oder nach ihrer Überführung in ein Krankenhaus oder nach ihrem Ableben, in allen diesen Fällen jedoch nur, nachdem die vorschriftsmäßige Entlausung (§ 16, § 20) stattgefunden hat.

§ 22.

§ 10 des Gesetzes. Für Ortschaften und Bezirke, welche vom Fleckfieber befallen oder bedroht sind und in welchen ein allgemeiner Leichenschauzwang noch nicht besteht, empfiehlt sich der Erlaß einer Anordnung gemäß § 10 des Gesetzes, wonach jede Leiche vor der Bestattung einer amtlichen Besichtigung (Leichenschau), und zwar tunlichst durch Ärzte, zu unterwerfen ist.

§ 23.

In Ortschaften und Bezirken, in denen mehrere Fleckfieberfälle auftreten oder die von der Gefahr einer Einschleppung der Krankheit bedroht sind, ist der Reinhaltung der Wohnungen und ihrer Insassen erhöhte Aufmerksamkeit zuzuwenden; namentlich gilt dies für überfüllte, schlecht zu lüftende Wohnstätten und Kellerwohnungen, Herbergen, Asyle für Obdachlose, Verpflegungsstationen, Polizeigewahrsame, Gefängnisse, Gast- und Schankwirtschaften und ähnliche Unterkunftsstätten. Die Gesundheit und Reinlichkeit der Insassen sind einer genauen und regelmäßigen Überwachung zu unterwerfen. Wenn sich bei der Besichtigung erhebliche gesundheitliche Mißstände, insbesondere das Vorhandensein von Läusen, ergeben, so ist auf deren Beseitigung hinzuwirken.

§ 24.

An den einzelnen von dem Fleckfieber bedrohten oder ergriffenen Orten sind Gesundheitskommissionen einzurichten, sofern sie daselbst nicht bereits bestehen. Ihre Aufgabe ist es, die Behörden bei der Durchführung der zur Bekämpfung des Fleckfiebers angeordneten Maßnahmen (§ 23) zu unterstützen, zur Ermittelung unbekannt gebliebener Krankheitsfälle und zur Belehrung der Bevölkerung in bezug auf das Fleckfieber beizutragen.

IV. Maßregeln bei gehäuftem Auftreten des Fleckfiebers.

§ 25.

Treten Fleckfiebererkrankungen in einer Ortschaft oder in einem Bezirke gehäuft auf, so haben die Polizeibehörden dafür zu sorgen, daß durch öffentliche Bekanntmachung die gesetzliche Anzeigepflicht (§§ 1 und 2 dieser Anweisung) in Erinnerung gebracht wird. Diese Bekanntmachung ist während der Dauer der Fleckfiebergefahr von acht zu acht Tagen zu wiederholen. Ganz besonders ist die Anzeigepflicht den Inhabern von Herbergen und Gastwirtschaften sowie den Vorständen von Verpflegungsstationen, Asylen und ähnlichen Unterkunftsstätten einzuschärfen. Die Bevölkerung ist anzuhalten, daß sie auf die Vernichtung der Läuse möglichst bedacht ist.

§ 26.

Die Polizeibehörden haben beizeiten darauf zu achten, daß der Bedarf an Unterkunftsräumen, Ärzten, Pflegepersonal, Arznei-, Entlausungs- und Beförderungsmitteln für Kranke und Verstorbene sichergestellt wird.

In größeren Ortschaften ist für das Vorhandensein von Entlausungseinrichtungen, gegebenenfalls unter Benutzung von bestehenden öffentlichen Desinfektionsanstalten oder geeigneten Badeanstalten Sorge zu tragen. Im Notfalle sind Behelfseinrichtungen zu treffen. Die Ausbildung geeigneter Desinfektoren in der Entlausung von Personen, Sachen und Räumen ist rechtzeitig vorzubereiten.

§ 27.

Die Bevölkerung ist in geeigneter Weise auf die in der Anlage 4 beigefügte Belehrung hinzuweisen. Zu diesem

Anlage 4.

Zwecke ist diese Belehrung unter der gefährdeten Bevölkerung unentgeltlich zu verteilen und auch sonst durch die Presse sowie auf andere geeignete Weise zu verbreiten.

§ 28.

Die zuständigen Behörden haben besonders zu erwägen, inwieweit Veranstaltungen, die eine Ansammlung größerer Menschenmengen mit sich bringen (Messen, Märkte usw.), in oder bei solchen Ortschaften, in welchen das Fleckfieber ausgebrochen ist, zu untersagen sind.

§ 29.

Wenn in einer Ortschaft Fleckfiebererkrankungen gehäuft auftreten, kann die Schließung der Schulen nach Maßgabe der landesrechtlichen Bestimmungen erforderlich werden.

Falls mehrere Ortschaften eine gemeinschaftliche Schule besitzen, sind nötigenfalls die Kinder der befallenen Ortschaften nach Maßgabe der landesrechtlichen Bestimmungen vom Unterricht auszuschließen.

Die Schulärzte und die beamteten Ärzte haben bei Wahrnehmung ihres Dienstes in den Schulen darauf zu achten, ob die Kinder mit Läusen oder deren Eiern behaftet sind, und gegebenenfalls für die Entlausung Sorge zu tragen.

Entsprechende Maßregeln können für andere Unterrichtsveranstaltungen, an denen mehrere Personen teilnehmen, in Betracht kommen.

§ 30.

Für Ortschaften und Bezirke, in denen Fleckfiebererkrankungen gehäuft auftreten, ist die Ausfuhr von gebrauchter Leibwäsche, getragenen Kleidungsstücken, getragenem Pelzwerk und Schuhzeug, gebrauchtem Bettzeug einschließlich Bettfedern, gebrauchten Roßhaaren sowie von Hadern und Lumpen aller Art zu verbieten. Reisegepäck und Umzugsgut sind von dem Verbot auszunehmen.

Bei gehäuftem Auftreten des Fleckfiebers ist in den von der Krankheit befallenen Ortschaften oder Bezirken das gewerbsmäßige Einsammeln von Lumpen im Umherziehen zu verbieten.

Einfuhrverbote gegen inländische, vom Fleckfieber befallene Ortschaften sind nicht zulässig. Das Verbot der Einfuhr bestimmter Waren und anderer Gegenstände aus dem Auslande richtet sich ausschließlich nach den Vorschriften, welche gegebenenfalls gemäß § 25 des Gesetzes in Vollzug gesetzt werden.

Für gebrauchtes Bettzeug, gebrauchte Leibwäsche, getragene Kleidungsstücke einschließlich Pelzwerk und Schuhzeug, die aus einer vom Fleckfieber betroffenen Ortschaft stammen und noch nicht wirksam entlaust worden sind, kann eine Entlausung angeordnet werden. Im übrigen ist eine Entlausung von Gegenständen des Güter- und Reiseverkehrs einschließlich der von Reisenden getragenen Wäsche- und Kleidungsstücke nur dann geboten und zulässig, wenn die Gegenstände nach dem Gutachten des beamteten Arztes das Fleckfieber durch Läuse zu übertragen geeignet sind.

Weitergehende Beschränkungen des Gepäck- und Güterverkehrs sowie des Verkehrs mit Post- (Brief- und Paket-) Sendungen sind nicht zulässig.

V. Vorschriften für besondere Verhältnisse. Mitteilungen an das Reichsgesundheitsamt.

§ 31.

Die höhere Verwaltungsbehörde kann für den Umfang ihres Bezirkes oder für dessen Teile anordnen, daß zureisende Personen, die sich innerhalb der letzten drei Wochen vor ihrer Ankunft in einem vom Fleckfieber betroffenen Bezirk oder Orte aufgehalten haben, nach ihrer Ankunft der Ortspolizeibehörde binnen einer zu bestimmenden, möglichst kurzen Frist schriftlich oder mündlich zu melden sind. Unter zureisenden Personen sind nicht nur ortsfremde Personen, die von auswärts eintreffen, sondern auch ortsangehörige Personen zu verstehen, die nach längerem oder kürzerem Verweilen an einem von dem Fleckfieber betroffenen Orte oder

Nr. 1 Abs. 2 der Ausführungsbestimmungen.

Bezirke nach Hause zurückkehren. Derartige Personen könnten als ansteckungsverdächtig angesehen und der Beobachtung unterworfen werden.

§ 32.

Nr. 8 der Ausführungsbestimmungen.

Bei einem gefahrdrohenden Ausbruch des Fleckfiebers im Ausland ist der Übertritt von Durchwanderern aus solchen ausländischen Gebieten, in denen Fleckfieber herrscht, nur an bestimmten Grenzorten zu gestatten. Hier hat eine Entlausung und eine ärztliche Besichtigung sowie die Zurückhaltung und Absonderung der an Fleckfieber Erkrankten und der Krankheitsverdächtigen stattzufinden.

Die Massenbeförderung von Durchwanderern mit der Eisenbahn hat in Sonderzügen oder in besonderen Wagen, und zwar nur in Abteilen ohne Polsterung, zu geschehen. Die benutzten Wagen sind nach jedesmaligem Gebrauche zu entlausen. Müssen die Durchwanderer während der Reise durch das Reichsgebiet behufs Übernachtung den Zug verlassen, so darf dies nur auf Eisenbahnstationen geschehen, bei denen sich Auswandererhäuser befinden.

Es ist dafür Sorge zu tragen, daß solche Durchwanderer mit dem Publikum so wenig wie möglich in Berührung kommen und in den Hafenorten tunlichst in Auswandererhäusern untergebracht werden.

Fremdländischen Arbeitern, die aus ausländischen von dem Fleckfieber betroffenen Gebieten vorübergehend einwandern, sowie ihren Angehörigen ist der Übertritt über die Grenze nur dann zu gestatten, wenn die Gewähr dafür gegeben ist, daß sie erforderlichenfalls einer Entlausung unterzogen werden.

Unter Umständen kann fremdländischen Personen aus ausländischen Gebieten, in denen Fleckfieber herrscht, der Übertritt über die Grenze verboten werden.

§ 33.

Hinsichtlich der gesundheitspolizeilichen Überwachung der einen deutschen Hafen anlaufenden Seeschiffe gelten die auf Grund des § 24 des Gesetzes erlassenen Vorschriften.

§ 34.

Fleckfieberkranke dürfen in der Regel nicht mittels der Eisenbahn befördert werden. Ausnahmen sind nur bei zuverlässig entlausten Kranken und nur nach dem Gutachten des für die Abgangsstation zuständigen beamteten Arztes zulässig. In solchen Ausnahmefällen ist der Kranke in einem besonderen nicht gepolsterten Abteil zu befördern. Vorsichtshalber ist dieses Abteil alsbald nach der Benutzung zu entlausen.

Nr. 9 der Ausführungsbestimmungen.

§ 35.

Für den Eisenbahn-, Post- und Telegraphenverkehr sowie für Schiffahrtsbetriebe, welche im Anschluß an den Eisenbahnverkehr geführt werden und der staatlichen Eisenbahnaufsichtsbehörde unterstellt sind, liegt die Ausführung der zu ergreifenden Schutzmaßregeln ausschließlich den zuständigen Reichs- und Landesbehörden ob.

§ 40 des Gesetzes

§ 36.

Die von den Landesregierungen bezeichneten Behörden oder Beamten der Garnisonorte und derjenigen Orte, welche im Umkreis von 20 km von Garnisonorten oder im Gelände für militärische Übungen gelegen sind, haben alsbald nach erlangter Kenntnis jede Erkrankung an Fleckfieber sowie jeden Fall, welcher den Verdacht dieser Krankheit erweckt, in dem betreffenden Orte der Militär- oder Marinebehörde mitzuteilen.

Bekanntmachung vom 24. Februar 1920 (Reichs-Gesetzbl. S. 281).

Jeder Mitteilung sind Angaben über die Gebäude und die Wohnungen, in welchen die Erkrankungen oder der Verdacht aufgetreten sind, beizufügen.

Die Mitteilungen sind für die Garnisonorte und für die in ihrem Umkreis von 20 km gelegenen Orte an den Kommandanten oder, wo ein solcher nicht vorhanden ist, an den Garnisonältesten, für Orte im militärischen Übungsgelände an das Wehrkreiskommando zu richten.

Anderseits haben die zuständigen Militär- und Marinebehörden von allen in ihrem Dienstbereiche vorkommen-

den Erkrankungen und Todesfällen an Fleckfieber sowie von
dem Auftreten des Verdachts dieser Krankheit alsbald nach
erlangter Kenntnis eine Mitteilung an die für den Aufent=
haltsort des Erkrankten zuständige, von den Landesregie=
rungen zu bezeichnende Behörde zu machen. Jeder Mit=
teilung sind Angaben über das Militärgebäude oder die
Wohnungen, in denen die Erkrankungen oder der Verdacht
aufgetreten sind, beizufügen.

Bei starker Häufung der Erkrankungsfälle bleibt es den
Landeszentralbehörden oder den von diesen bestimmten Be=
hörden vorbehalten, die Form des Nachrichtenaustausches zu
vereinfachen, besonders an Stelle schriftlicher Mitteilung des
einzelnen Falles das Auflegen von Listen zur Einsichtnahme
oder mündlichen Austausch der Nachrichten zu bestimmter
Stunde am vereinbarten Orte zu gestatten.

§ 37.

39 des Gesetzes.   Die Ausführung der nach Maßgabe dieser Anweisung
zu ergreifenden Schutzmaßregeln liegt, insoweit davon

1. dem aktiven Heere oder der aktiven Marine ange=
   hörende Militärpersonen,

2. Personen, welche in militärischen Dienstgebäuden oder
   auf den zur Marine gehörigen oder von ihr ge=
   mieteten Schiffen und Fahrzeugen untergebracht sind,

3. marschierende oder auf dem Transporte befindliche
   Militärpersonen und Truppenteile des Heeres und
   der Marine sowie deren Ausrüstungs= und Ge=
   brauchsgegenstände,

4. ausschließlich von der Militär= oder Marineverwal=
   tung benutzte Grundstücke und Einrichtungen

betroffen werden, den Militär= und Marinebehörden ob.

Auf Truppenübungen finden die nach dem Gesetze vom
30. Juni 1900 zulässigen Verkehrsbeschränkungen keine An=
wendung.

§ 38.

Ist in einer Ortschaft der Ausbruch des Fleckfiebers festgestellt, so ist das Reichsgesundheitsamt hiervon sofort auf dem kürzesten Wege zu benachrichtigen.

Weiterhin ist von den durch die Landesregierungen zu bestimmenden Behörden an das Reichsgesundheitsamt wöchentlich eine Nachweisung über die in der vergangenen Woche bis Sonnabend einschließlich in den einzelnen Ortschaften gemeldeten Erkrankungs= und Todesfälle nach Maßgabe der Anlage 5 in geschlossenem Umschlag mitzuteilen. Falls von einzelnen Landesregierungen andere Vordrucke eingeführt sind, aus denen jedoch die in Anlage 5 geforderten Angaben gleichfalls entnommen werden können, so dürfen auch diese verwendet werden. Die Wochennachweisungen sind so zeitig abzusenden, daß sie bis Montag mittag im Reichsgesundheitsamt eingehen.

Die gleichen Mitteilungen und Nachweisungen haben die Militär= und Marinebehörden von den in ihrem Dienstbereiche vorkommenden Erkrankungen und Todesfällen an Fleckfieber dem Reichsgesundheitsamt einzusenden.

VI. Allgemeine Vorschriften.

§ 39.

Die zuständige Landesbehörde kann die Gemeinden oder die weiteren Kommunalverbände dazu anhalten, diejenigen Einrichtungen, welche zur Bekämpfung des Fleckfiebers notwendig sind, zu treffen. Wegen Aufbringung der erforderlichen Kosten findet die Bestimmung des § 40 Abf. 2 Anwendung.

§ 40.

Die Anordnung und Leitung der Abwehr= und Unterdrückungsmaßregeln liegt den Landesregierungen und deren Organen ob.

Die Zuständigkeit der Behörden und die Aufbringung der entstehenden Kosten regeln sich nach Landesrecht.

Die Kosten der auf Grund der §§ 4, 6 und 7 angestellten behördlichen Ermittelungen, der Beobachtung in den Fällen der §§ 10, 11 und 31, ferner auf Antrag die Kosten der auf Grund der §§ 8, 9, 10, 11, 16 und 20 polizeilich angeordneten Entlausung sowie der auf Grund des § 19 angeordneten besonderen Vorsichtsmaßregeln für die Aufbewahrung, Einsargung, Beförderung und Bestattung der Leichen sind aus öffentlichen Mitteln zu bestreiten.

§ 41.

36 des Gesetzes.

Beamtete Ärzte im Sinne des Gesetzes sind Ärzte, die vom Staate angestellt sind oder deren Anstellung mit Zustimmung des Staates erfolgt ist.

An Stelle der beamteten Ärzte können im Falle ihrer Behinderung oder sonst aus dringenden Gründen andere Ärzte zugezogen werden. Innerhalb des von ihnen übernommenen Auftrags gelten diese als beamtete Ärzte und sind befugt und verpflichtet, diejenigen Amtsverrichtungen wahrzunehmen, welche in dem Gesetz oder in den hierzu ergangenen Ausführungsbestimmungen den beamteten Ärzten übertragen sind.

§ 42.

38 des Gesetzes.

Die Behörden der Bundesstaaten sind verpflichtet, sich bei der Bekämpfung des Fleckfiebers gegenseitig zu unterstützen.

§ 43.

Inwieweit Personen, die durch die polizeilich angeordneten Schutzmaßregeln betroffen sind, ein Anspruch auf Entschädigung zusteht, ist durch §§ 28 bis 34 des Gesetzes bestimmt.

Ratschläge
an Ärzte zur Bekämpfung des Fleckfiebers und zu ihrem eigenen Schutze bei der Behandlung von Fleckfieberkranken.

Das Fleckfieber (Flecktyphus, exanthematischer Typhus, Hungertyphus) ist eine schwere, in Deutschland nicht einheimische Infektionskrankheit. Während es noch bis gegen die Mitte des vorigen Jahrhunderts sich auch bei uns zeitweilig in epidemischer Ausbreitung gezeigt hatte, wurde es seither in Friedenszeiten nur in vereinzelten, aus dem Ausland eingeschleppten Fällen hier beobachtet. In früheren Kriegen hat die Krankheit oft zu großen und weit verbreiteten Epidemien geführt und war wegen ihrer ungewöhnlich leichten Übertragbarkeit sehr gefürchtet. Insbesondere wurde außer den Ärzten das Krankenpflegepersonal häufig von der Seuche befallen. Die Sterblichkeit an Fleckfieber schwankt zwischen 2,5 und 50 vom Hundert der Erkrankten. Die Krankheit nimmt an Gefährlichkeit mit dem Lebensalter rasch zu; ihr Erreger ist noch nicht sicher bekannt.

Da es für die wirksame Abwehr der Krankheit vor allem darauf ankommt, daß die ersten Fälle möglichst frühzeitig erkannt werden, seien nachstehend die dem Fleckfieber eigentümlichen Krankheitserscheinungen beschrieben:

Die Erkrankung an Fleckfieber erfolgt ungefähr eine bis drei Wochen nach Aufnahme des Ansteckungsstoffes. Sie beginnt meist plötzlich unter influenzaartigen Erscheinungen, die in Mattigkeit, Kopfschmerzen, Schwindelgefühl, Appetitmangel, vermehrtem Durste, Hitzegefühl, unterbrochen von

Frösteln, sowie in Muskel- und Gliederschmerzen bestehen. Zugleich steigt die Temperatur rasch, zuweilen mit einem ausgesprochenen Schüttelfrost an, und in etwa drei bis vier Tagen erreicht das Fieber seine Höhe, auf der es ziemlich gleichmäßig mit nur geringen Nachlässen am Morgen verharrt. Das Gesicht ist dabei fieberhaft gerötet, die Haut heiß. Dazu gesellen sich häufig katarrhalische Erscheinungen. Auf den Lungen entwickeln sich die Zeichen einer ausgebreiteten Bronchitis. Auch Katarrhe der Nase und Augenbindehaut kommen vor. Die Bindehäute lassen eine ungewöhnliche Röte, die sich oft von den Augenwinkeln streifenförmig bis zur Hornhaut hinzieht, erkennen. Auch die vorderen Gaumenbögen sind dunkelrot gefärbt. Der Puls ist von Anfang an stark beschleunigt, die Milz fast immer schon in den ersten Krankheitstagen vergrößert und oft schmerzhaft. Das Aussehen der Zunge wird von manchen Ärzten als besonders kennzeichnend angesehen; sie ist in der Mitte grauweiß, am Rande glänzend weinrot. Schon früh zeigen sich nervöse Störungen, wie anhaltender, überaus starker Kopfschmerz, Flimmern vor den Augen, Ohrensausen, Benommenheit, in schweren Fällen Trübungen des Bewußtseins bis zu völliger Bewußtlosigkeit und Delirien. Meist zwischen dem 3. und 5. Krankheitstag erscheint ein Hautausschlag. Auf der Haut am Rumpfe und an den Gliedmaßen, besonders am Schultergürtel und an den Armen, mitunter auch auf der Stirn, treten kleine, bis linsengroße, manchmal etwas erhabene Roseolaflecke auf, die ursprünglich eine rein hyperämische Beschaffenheit erkennen und sich leicht wegdrücken lassen, aber schon bald petechial werden. Den ersten Flecken folgen schon nach wenigen Stunden neue; in ausgesprochenen Fällen wird in einem Schube fast der ganze Körper im Verlaufe von 2 bis 3 Tagen mit einem dichten Exanthem bedeckt. Hin und wieder kommen ein, auch zwei Nachschübe vor. Im weiteren Verlaufe nimmt der Ausschlag manchmal einen dunkleren, bläulichen Farbenton an und kann durch Blutaustritt in die Haut hämorrhagisch werden.

Vielfach ist um die Roseolaflecke ein graubläulicher Hof

zu erkennen, oder es zeigen sich neben der eigentlichen Roseola aus der Tiefe durchscheinende blaßbläuliche Flecke, die der Haut eine eigenartige Marmorierung verleihen. Am Ende der zweiten Krankheitswoche folgt eine kleienförmige Abschuppung der Haut. Schon einige Tage, bevor diese Abschilferung von selbst eintritt, sitzen die obersten Zellschichten der Haut so locker, daß sie sich durch leichtes Reiben mit dem Finger in Form feiner Schuppen abheben lassen.

In der zweiten Krankheitswoche pflegt bei den leichteren Erkrankungen das Fieber lytisch abzufallen und das Allgemeinbefinden sich zu bessern. In den schweren Fällen dagegen nehmen die Krankheitserscheinungen noch an Heftigkeit zu. Unter hohem Fieber entwickelt sich ein ausgebildeter status typhosus. Die Benommenheit wird tiefer; mit dunkelrotem Gesichte, halb offenem Munde und Auge, brauner rissiger Zunge liegen die Kranken völlig teilnahmslos da und erreichen einen hohen Grad von Schwäche und Erschöpfung. Mitunter besteht eine heftige nervöse Unruhe, bei der die Kranken auch wohl die Neigung zeigen, das Bett zu verlassen. Die Stimme bekommt einen heiseren Klang. Infolge Herzschwäche bilden sich an den abhängigen Stellen der Lungen hypostatische Verdichtungen aus. Gewöhnlich wird die Temperatur unregelmäßig und fällt zur Norm ab, selbst wenn der Allgemeinzustand schlechter wird und die Krankheit einen tödlichen Ausgang nimmt. Bei günstigem Verlaufe tritt am Ende der zweiten oder in der dritten Krankheitswoche, öfters unter reichlichem Schweiße, die Wendung zum Besseren ein. Nachdem die Entfieberung sich ziemlich rasch und ohne Schwankungen vollzogen hat, läßt die Benommenheit nach, wird der Puls besser und die Atmung ausgiebiger. Der Ausschlag blaßt rasch ab, und der Kranke geht langsam der Genesung entgegen. Jedoch erfordert die in die Rekonvaleszenz hinein dauernde Herzschwäche die größte Aufmerksamkeit des Arztes.

Komplikationen und Nachkrankheiten sind bei Fleckfieber seltener als beim Unterleibstyphus. Während des Fiebers kommen Entzündungen der Lungen, der Nieren, des Mittel-

ohrs, der Ohrspeicheldrüse, Muskel= und Hautabszesse vor,
als Nachkrankheiten Lungenbrand, symmetrischer Brand an
den Händen, Füßen oder Ohren, am Hodensack, ferner all=
gemeine Wassersucht, die meist nach 1 bis 2 Wochen wieder
verschwindet. Bisweilen werden auch in der Genesung (oder
nach Abfall des Fiebers) Reizungen der Blase und Harn=
verhaltung beobachtet.

Außer den Krankheitsfällen, deren Bilder dieser Schilde=
rung entsprechen, kommen, namentlich bei Kindern und bei
solchen Personen, die aus einem von Fleckfieber durchseuchten
Lande (Rußland, Polen, Galizien) stammen, auch ganz leichte
Erkrankungen vor, bei denen nur geringes Fieber auftritt
und, abgesehen von heftigem Kopfschmerz, schwere Erschei=
nungen fehlen. Auch der Hautausschlag kann fehlen oder
so wenig ausgesprochen sein, daß er auf einer unreinen
oder dunkelpigmentierten Haut nicht zu erkennen ist. Sind
solche Leichtkranke nicht bettlägerig geworden, so können
sie, falls die Krankheit übersehen wird, eine erhebliche Gefahr
für die mit ihnen in Berührung kommenden Personen
bilden. Während beim Herrschen einer Epidemie die Ver=
kehrsbeziehungen zu einer als Fleckfieber festgestellten Er=
krankung einen Hinweis auf die Art der Krankheit geben und
die Diagnose erleichtern, begegnet die Erkennung dieser leichten
Fälle, wenn sie vereinzelt auftreten, Schwierigkeiten. Sie
lassen sich aber durch die Blutuntersuchung nach Weil=Felix
(siehe S. 27) selbst nachträglich noch als Fleckfieber feststellen.

Von großer Wichtigkeit ist es, das Fleckfieber von dem
Unterleibstyphus unterscheiden zu können. Wäh=
rend beim Fleckfieber die eigentliche Erkrankung meist ziem=
lich plötzlich beginnt und rasch ihren Höhepunkt erreicht, ist
der Unterleibstyphus gewöhnlich durch eine allmähliche Ent=
wicklung des Krankheitsbildes (staffelförmiges Ansteigen des
Fiebers, langsame Zunahme der Pulskurve) gekennzeichnet.
Auch die Entfieberung vollzieht sich beim Fleckfieber in der
Regel in erheblich kürzerer Zeit als beim Unterleibstyphus.
Beim Fleckfieber zeigt ferner die Fieberkurve einen ziemlich
kontinuierlichen, in den Morgenstunden nur wenig remittie=

renden Verlauf, während bei dem Unterleibstyphus morgend-
liche Nachläffe der Körperwärme um etwa 1° und noch
mehr vorzukommen pflegen. Stärkere Darmerscheinungen
fehlen beim Fleckfieber meist ganz; etwa auftretende Durch-
fälle sind nicht erbsbreiartig. Während man beim Fleckfieber
die Milz in den erften Krankheitstagen faft immer taften
kann, ift fie beim Unterleibstyphus um diefe Zeit noch nicht
fühlbar. Eine Möglichkeit der Unterscheidung beider Krankheiten bietet auch der Ausschlag; diefer erscheint bei dem
Fleckfieber wesentlich früher als beim Unterleibstyphus, wo
er fich erft in der zweiten Woche zeigt. Er entwickelt fich
beim Fleckfieber rafch bis zur vollen Höhe, während beim
Unterleibstyphus Nachschübe vorkommen. In feiner ört-
lichen Ausbreitung ift der Fleckfieberausschlag gewöhnlich
ausgedehnter, insbesondere find oft auch die Vorderarme,
Unterschenkel, Handteller und Fußsohlen befallen.

Eines der wichtigften Mittel zur Feftftellung der Krankheit ift die bakteriologische und serologische Unterfuchung.
Es ift daher in zweifelhaften Fällen notwendig, Proben der
Darmentleerungen, des Harns sowie eine für die Blutunter-
fuchung erforderliche Menge Blut (1 bis 2 ccm) an die zu-
ftändige bakteriologische Unterfuchungsanstalt einzusenden.
Insbesondere spricht der positive Ausfall der Blutunter-
fuchung nach Weil-Felix für Fleckfieber, während ein
negativer Ausfall diefer Reaktion im Beginn der Erkrankung
nicht gegen Fleckfieber entscheidet. In solchen Fällen ift
daher die Unterfuchung zu wiederholen.

Nicht felten werden Fleckfiebererkrankungen als In-
fluenza angesprochen, indem das Exanthem übersehen
wird. Auch eine Unterscheidung von hämorrhagischen Pocken,
Roseola syphilitica, Meningitis, septischen und Arznei-Exan-
themen kommt in Betracht. Vor einer Verwechselung des
Fleckfiebers mit Rückfallfieber schützen die Unterschiede
im Fieberverlauf und das Fehlen der Rekurrensspirillen im
Blute des Kranken. Zur Unterscheidung des Fleckfiebers von
den Masern ift zu beachten, daß das Auftreten der Koplik-

schen Flecke auf der Mundschleimhaut und die stärkere Beteiligung des Gesichts an dem Ausschlag für Masern sprechen.

Während das klinische Bild und die überaus große Ausbreitungsfähigkeit des Fleckfiebers schon seit dem 16. Jahrhundert bekannt sind, haben erst neuere Forschungen volles Licht in die Art und Weise, wie die Krankheit weiterverbreitet wird, gebracht. Die Krankheit wird ausschließlich durch Vermittlung der Läuse*) (Kleiderläuse) von einem Menschen auf den anderen übertragen. Mit dem Blut eines den Fleckfiebererreger beherbergenden Menschen nimmt die Laus den Krankheitskeim auf und bringt ihn in ihrem Körper zur Vermehrung. Fünf Tage nach dem Saugen infizierten Blutes vermag sie die Krankheit zu übertragen. Auch ist damit zu rechnen, daß die aus den Eiern infizierter Läuse auskriechende junge Brut noch infektionstüchtig ist.

Durch die Entdeckung, daß die Kleiderlaus als Zwischenwirt des Fleckfiebererregers anzusehen ist, erklärt sich auch die alte Erfahrung, daß die Schlafstellen der herumziehenden Bevölkerung, die Herbergen und Asyle die hauptsächlichsten Brutstätten der Seuche sind. Auch wird es begreiflich, daß vorwiegend Obdachlose und verwahrloste Personen, Bettler, Zigeuner, Landstreicher von dem Fleckfieber befallen werden, und daß gerade in Kriegszeiten und im Winter die Krankheit leicht an Verbreitung gewinnen kann. Weitere Beobachtungen haben gezeigt, daß ein von Läusen freier Fleckfieberkranker in reinlicher Umgebung, wo solches Ungeziefer ausgeschlossen ist, eine Ansteckungsgefahr nicht mehr darbietet.

Bei Fleckfieberkranken und -verdächtigen kommt es für den Arzt vor allem darauf an, den Kranken schleunigst unter einwandfreie hygienische Verhältnisse und in sachverständige Pflege zu bringen sowie seine Umgebung gegen die Über-

---

*) Überträger ist die Kleiderlaus. Da aber die Kleiderläuse nicht nur in den Kleidern, sondern bei stark verlausten Personen auch am Körper und in den Haaren vorkommen und für den Laien die Unterscheidung von Kleiderläusen und Kopfläusen Schwierigkeiten begegnet, ist in den Ratschlägen stets die Bezeichnung „Läuse" gebraucht.

tragung des Fleckfiebers zu schützen. Der Arzt soll daher, auch schon um sich selbst zu schützen, die eingehende Untersuchung, darunter auch die Entnahme der Blutprobe zur Weil=Felixschen oder zur Gruber=Widalschen Reaktion erst nach der Entlausung vornehmen. Denn gerade bei der Untersuchung ist der Arzt einer unmittelbaren Berührung mit dem Kranken und damit der größten Infektionsgefahr ausgesetzt.

Können Untersuchung und Blutentnahme aus besonderen Gründen nicht aufgeschoben werden, so ist dabei die g r ö ß t e V o r s i c h t gegen das Ankriechen von Läusen geboten. In erster Linie ist für eine gute Beleuchtung des Krankenraumes zu sorgen. Auch eine Berührung mit den Personen der Umgebung des Kranken ist möglichst zu vermeiden, da auch sie bereits fleckfieberinfizierte Läuse an sich haben können, und schon eine kurze Berührung oder das Anstreifen des Rocks des Arztes an der Bekleidung oder dem Bett verlauster Personen ein Übergehen der Läuse ermöglichen kann. Deshalb ist es erwünscht, daß der Arzt schon beim ersten Besuche bei einem Fleckfieberkranken oder =verdächtigen vor dem Betreten des Hauses seinen Überzieher ablegt und einen Schutzanzug oder ein Überkleid aus glattem Stoff anzieht, die den ganzen Oberkörper einschließlich der Arme decken und an den Handgelenken fest anschließen. Die Bettdecke des Kranken darf nur vorsichtig zurückgeschoben, nie hastig hochgeschlagen werden, weil hierdurch Läuse fortgeschleudert und auf die am Bett stehenden Personen, ja infolge des entstehenden Luftzuges auch über einen größeren Umkreis hin verstreut werden können.

Sobald ein Arzt einen Fleckfieberfall festgestellt hat oder auch nur den Verdacht hegt, daß es sich bei einem Kranken um Fleckfieber handeln könne, ist er nach den gesetzlichen Bestimmungen verpflichtet, der Ortspolizeibehörde unverzüglich eine Anzeige zu erstatten.

Jeder festgestellte oder auch nur verdächtige Fall von Fleckfieber ist ohne Verzug abzusondern. Sofern sich die Absonderung in der Behausung des Kranken nur unzureichend ausführen läßt, muß der Kranke, falls der beamtete Arzt es für unerläßlich und der behandelnde Arzt es ohne Schädigung des Kranken für zulässig erklärt, in ein geeignetes Krankenhaus oder einen anderen geeigneten Unterkunftsraum übergeführt werden.

Die Fortschaffung des Kranken oder Krankheitsverdächtigen soll nicht in einer Droschke, einem Straßenbahnwagen oder in einem anderen öffentlichen Fuhrwerk geschehen, sondern für diesen Zweck ist, wo immer möglich, ein Krankenwagen zu benutzen. Auf dem Lande kann die Krankenbeförderung mittels Behelfseinrichtungen, die unter der Leitung des Arztes hergestellt werden, erfolgen. Der zur Krankenbeförderung benutzte Wagen muß sofort nach dem Gebrauch entlaust werden. Die bei der Krankenbeförderung beteiligt gewesenen Personen sind als ansteckungsverdächtig zu behandeln (vgl. § 10 der Anweisung zur Bekämpfung des Fleckfiebers *). Jeder Aufenthaltswechsel des Kranken ist bei der Polizeibehörde des bisherigen und des neuen Aufenthaltsorts zur Anzeige zu bringen.

Zur Krankenpflege werden zweckmäßig solche Personen, welche die Krankheit bereits überstanden haben, verwendet, weil sie erfahrungsgemäß gegen eine Neuerkrankung geschützt sind. Im übrigen haben die mit der Wartung und Pflege des Kranken betrauten Personen den Verkehr mit anderen Personen tunlichst zu vermeiden. Vor der Aufnahme von Läusen haben sie sich ebenso wie Desinfektoren, die mit verlausten Sachen zu tun haben, sorgfältig zu schützen. Zu diesem Zweck ist das Tragen von Schutzanzügen aus glattem Stoff und von hohen Stiefeln empfohlen worden. Ratsam ist es, daß die Pflegepersonen sich täglich unmittelbar nach Beendigung des Dienstes in einem warmen Bade gründlich abseifen und die Wäsche wechseln.

Auch der Arzt soll, wenn er einen nicht sicher entlausten Fleckfieberkranken oder Krankheitsverdächtigen besucht hat,

---

*) Verlag von Julius Springer, Berlin W 9, Linkstraße 23/24.

sobald wie möglich ein Vollbad nehmen, saubere Leibwäsche anlegen und die Kleider wechseln; die abgelegte Wäsche ist am besten sofort zu kochen oder ebenso wie der Anzug in heißer Luft oder im Dampfdesinfektionsapparat oder durch schweflige Säure zu entlausen.

Auch dem Pflegepersonal und den Desinfektoren ist aus gleichem Anlaß die nämliche Vorsicht zur Pflicht zu machen.

Das wirksamste Schutzmittel gegen eine Weiterverbreitung der Krankheit ist die gründliche und wiederholte Entlausung des Kranken nach der Anweisung zur Entlausung bei Fleckfieber*) (Anlage 3 der Anweisung zur Bekämpfung des Fleckfiebers). Fleckfieberkranke werden zweckmäßig in Eisenbettstellen gelegt. Das Krankenzimmer ist kühl zu halten, weil die gegen Kälte empfindlichen Läuse, die etwa noch an dem Kranken haften, dann unter der warmen Bettdecke bleiben und nicht so leicht auf Personen übergehen, die an das Bett treten, und weil die kühle Zimmerluft auch dem hochfiebernden Kranken wohltut.

Auch diejenigen Personen, welche mit einem Fleckfieberkranken unmittelbar oder mittelbar in Berührung gekommen sind (Ansteckungsverdächtige), sind erforderlichenfalls wiederholt von Läusen zu befreien und alsdann der vorgeschriebenen Absonderung oder Beobachtung zu unterwerfen. (Vgl. § 10 der Anweisung.) Damit leichte Fleckfieberfälle in der Umgebung des Kranken nicht der rechtzeitigen Feststellung entgehen, soll bei sämtlichen Personen, die mit dem Kranken in unmittelbare Berührung gekommen sind, während der nächsten drei Wochen täglich die Körpertemperatur gemessen werden; diejenigen unter ihnen, die eine Temperaturerhöhung über 38 ° zeigen, sind als fleckfieberverdächtig anzusehen.

Das Zimmer, in dem der Kranke vor der Verbringung ins Krankenhaus sich aufgehalten hat, ist, sobald der Kranke es verlassen hat zu verschließen und bis zur Ausführung der Entlausung verschlossen zu halten; auf keinen Fall dürfen

Anlage 3.

---

*) Verlag von Julius Springer, Berlin W 9, Linkstraße 23/24.

Sachen aus ihm entfernt oder das Bett des Kranken von einer anderen Person benutzt werden, ehe nicht das Zimmer von einem staatlich geprüften Desinfektor gründlich entlaust ist. Dabei müssen auch die vom Kranken benutzten Gegenstände (Leib= und Bettwäsche, Tücher, Bekleidungsgegenstände, Betten, Decken, Matratzen, Bettvorlagen usw.) von Läusen befreit werden. Eine Zusammenstellung von Verfahren, die hierfür empfohlen werden, ist in der erwähnten „Anweisung zur Entlausung bei Fleckfieber" enthalten.

Anlage 2.

Anzeige

eines

Falles von Fleckfieber.

———

Ort der Erkrankung: . . . .

Wohnung (Straße, Hausnummer, Stockwerk): . . . .

. . . .

Des Erkrankten

Familienname: . . . .

Geschlecht: männlich, weiblich. (Zutreffendes ist zu unter=
    streichen.)

Alter: . . . .

Stand oder Gewerbe: . . . .

Stelle der Beschäftigung: . . . .

. . . .

Tag der Erkrankung: . . . .

Tag des Todes: . . . .

Bemerkungen (insbesondere auch ob, wann und woher zu=
    gereist): . . . .

. . . .

———

Anweisung zur Entlausung bei Fleckfieber.

I. Vorbemerkungen.

Das Fleckfieber wird ausschließlich durch Läuse (Kleider=
läuse) übertragen. Eine Übertragung der Krankheit auf
anderem Wege als durch die Läuse, etwa durch die Aus=
scheidungen des Kranken oder durch ausgehustete Tröpfchen
findet nach den bisherigen Erfahrungen nicht statt. Fleck=
fieberkranke, die ganz frei von Läusen und deren Eiern
(auch Nisse oder Nissen genannt) sind, bilden daher für ihre
Umgebung keine Gefahr. Demgemäß kommen zur Be=
kämpfung des Fleckfiebers im Gegensatz zu anderen über=
tragbaren Krankheiten eigentlich nur Maßnahmen zur Ent=
lausung, dagegen nicht auch Maßnahmen zur Desinfektion
im engeren Sinn in Betracht. Es ist aber häufig, beson=
ders im Beginn eines auf Fleckfieber verdächtigen Krank=
heitsfalles, eine anderweitige Infektion, vor allem eine
solche mit Unterleibstyphus, nicht auszuschließen. Auch
kommen gelegentlich Doppelinfektionen von Fleckfieber mit
einer anderen Krankheit vor. In solchen Fällen sind neben
der Entlausung diejenigen Desinfektionsmaßnahmen anzu=
wenden, welche für die betreffende Krankheit vorgeschrieben
sind.

Die Kleiderlaus lebt hauptsächlich in den Kleidungsstücken und
in der Leibwäsche; häufig findet sie sich auch in den Betten, ins=
besondere in der Bettwäsche vor. Sie legt ihre Eier nament=

lich in den Nähten und Falten der Wäsche und Kleider ab, ferner unter Knöpfen, am Rande von Knopflöchern, häufig auch an hervorstehenden Gespinstfasern oder an Wollhaaren der Kleider. Bei stark verlausten Personen findet man die Eier nicht selten auch an den Körperhaaren, hauptsächlich in der Achsel-, Scham- oder Aftergegend, ebenso an den Haaren des Bartes oder der Augenbrauen. Die Kleiderlaus nährt sich vom Blute des Menschen, den sie befallen hat. Ihr Stich verursacht meist einen mehr oder weniger heftigen Juckreiz, der zum Kratzen Anlaß gibt; es entstehen dadurch striemenförmige Kratzwunden, deren Vorhandensein schon den Verdacht auf die Anwesenheit von Kleiderläusen erwecken muß. Als echte Schmarotzer verlassen die Kleiderläuse nur selten ihren Wirt, weil sie ohne Blutnahrung nicht länger als 5 bis 10 Tage bestehen können; dagegen können die Eier, besonders bei niedriger Temperatur, mehrere Wochen entwicklungsfähig bleiben.

Der Fleckfieberkranke oder der Erkrankung an Fleckfieber Verdächtige ist zu entlausen. Auch nach der Entlausung ist er täglich auf das Vorhandensein von Läusen oder deren Eiern zu untersuchen; werden solche gefunden, so ist die Entlausung zu wiederholen.

Da bei verlausten Kranken die zahlreichsten Läuse und Nisse sich in der Wäsche und an den Kleidern befinden, so müssen vor allem diese alsbald entlaust werden. Außerdem ist der Kranke von den an seinem Körper haftenden Läusen und deren Eiern zu befreien, auch sind seine Betten, seine Lagerstatt und deren nächste Umgebung, insbesondere die Bettvorlagen, ferner die von dem Kranken gebrauchten Haar- und Kleiderbürsten, Kämme und andere Gegenstände, die von dem Kranken oder zu seiner Reinigung benutzt worden sind, zu entlausen. Auf dem Fußboden, an den Wänden und Möbeln finden sich Läuse oder Nisse nur ausnahmsweise und nur bei besonders starker Verlausung.

Liegt erhebliche Verlausung vor, so reicht erfahrungsgemäß eine einmalige Entlausung nicht aus; die Entlausung ist in solchen Fällen nach Anordnung des beamteten Arztes nach etwa acht Tagen, erforderlichenfalls mehrmals zu wiederholen.

3*

II. Mittel und Verfahren zur Entlausung.

Zur Vernichtung der Läuse dienen:

1. Verdünntes Kresolwasser (2,5% Kresol=
gehalt). Zur Herstellung werden entweder 50 Kubikzentimeter
Kresolseifenlösung (Liquor Cresoli saponatus des Arzneibuchs
für das Deutsche Reich) oder ½ Liter Kresolwasser (Aqua
cresolica des Arzneibuchs für das Deutsche Reich) mit Wasser
zu 1 Liter Flüssigkeit aufgefüllt und gut durchgemischt.

Vor seiner Anwendung empfiehlt es sich, das verdünnte
Kresolwasser mit der gleichen Menge Wasser abermals zu
verdünnen, da für eine Abtötung der Läuse schon eine
1prozentige Lösung genügt.

2. Karbolsäurelösung. 1 Gewichtsteil ver=
flüssigte Karbolsäure (Acidum carbolicum liquefactum)
wird mit 20 Gewichtsteilen Wasser gemischt.

3. Wasserdampf. Der Wasserdampf muß min=
destens die Temperatur des siedenden Wassers haben. Zur
Entlausung mit Wasserdampf sind nur solche Apparate zu
verwenden, welche sowohl bei der Aufstellung als auch später
in regelmäßigen Zwischenräumen von Sachverständigen ge=
prüft und geeignet befunden worden sind.

Neben Apparaten, welche mit strömendem Wasserdampfe
von Atmosphärendruck arbeiten, sind auch solche, die mäßig
gespannten Dampf verwerten, verwendbar. Überhitzung des
Dampfes ist zu vermeiden.

Die Prüfung der Apparate hat sich namentlich auf die
Art der Dampfentwicklung, die Anordnung der Dampfzu=
und =ableitung, den Schutz der zu entlausenden Gegenstände
gegen Tropfwasser und gegen Rostflecke, die Handhabungs=
weise und die für eine ausreichende Entlausung erforderliche
Dauer der Dampfeinwirkung zu erstrecken.

Auf Grund dieser Prüfung ist für jeden Apparat eine
genaue Anweisung für seine Handhabung aufzustellen und
neben dem Apparat an offensichtlicher Stelle zu befestigen.

Die Bedienung der Apparate ist, wenn irgend angängig, nur geprüften Desinfektoren zu übertragen. Es empfiehlt sich, tunlichst bei jeder Entlausung durch einen geeigneten Kontrollapparat festzustellen, ob die vorschriftsmäßige Durch= hitzung erfolgt ist.

Wo Dampfdesinfektionsapparate nicht zur Verfügung stehen, lassen sich unter Verwendung von Dampfkesseln (z. B. Lokomobilen) und durch Anschließung hinreichend ge= räumiger Behältnisse (Tonnen, festgefügter Kisten usw.) Not= behelfseinrichtungen schaffen.

4. Auskochen in Wasser, dem Soda zugesetzt werden kann. Die Flüssigkeit muß kalt aufgesetzt werden, die Gegen= stände vollständig bedecken und vom Augenblicke des Kochens ab mindestens eine Viertelstunde lang im Sieden gehalten werden. Die Kochgefäße müssen bedeckt sein.

5. Trockene Hitze. Die Läuse gehen bei einer Temperatur von 45° Celsius schon in 1 Stunde, von 55° in ¾ Stunden, von 60° in 15 bis 20 Minuten zugrunde. Ihre Eier werden bei einer Temperatur von 54° Celsius in 1¼ Stunden, von 60° in 1 Stunde, von 80° in 15 Minuten so geschädigt, daß junge Tiere nicht mehr auskriechen. Die Behandlung mit trockener Hitze hat gegenüber anderen Ver= fahren den Vorteil, daß die damit behandelten Gegenstände (Kleider, Wäsche usw.) trocken bleiben, keine Gerüche auf= nehmen und daher sofort nach der Behandlung wieder ge= tragen werden können. Zur Erzeugung solcher trockenen Hitze dienen in Anstalten, in denen Entlausungen häufig vorzu= nehmen sind, besondere Heißluftkammern. Auch sind Preß= luftapparate im Gebrauch, in denen die an einem Dampfheiz= körper oder an einem elektrischen Ofen auf 80° erwärmte Luft mittels eines Gebläses in Umlauf gesetzt und 2 Stunden lang über die zu entlausenden Sachen geleitet wird.

Im Notfall ist auch ein geheizter Backofen oder eine geeignete Dörranlage verwendbar, falls in dem Innern eine Temperatur zwischen 70 und 85° erreicht werden kann. Zu= vor ist jedoch festzustellen, daß darin nicht höhere, die zu entlaufenden Gegenstände schädigende Hitzegrade herrschen. Zu diesem Zwecke lege man vor dem Einbringen der Gegenstände ein Stück weißes Papier in den Ofen; es wird, wenn eine schädigende Hitze besteht, gelb werden. Die Hitze soll 2 Stunden lang einwirken.

In geeigneten Fällen genügt schon das Bügeln mit einem heißen Eisen. Werden dabei insbesondere bei Kleidungs= und Wäschestücken auch die Nähte und Falten, in denen die Eier vorzugsweise sitzen, trocken oder feucht wiederholt geplättet, so werden selbst die Eier abgetötet.

6. Verbrennen, anwendbar bei leicht brennbaren Gegenständen von geringem Werte.

7. Schweflige Säure. Sie ist unter gewöhnlichen Temperatur= und Druckverhältnissen ein farbloses Gas von dem bekannten, erstickend wirkenden Geruche des brennenden Schwefels. Eingeatmet bewirkt es sehr heftigen Husten. Es bleicht gewisse Farben und macht blanke Metallflächen trübe. Vom Wasser wird es in großen Mengen aufgesogen. Für die Verwendung zur Entlausung entwickelt man die schweflige Säure:

a) Durch Verbrennen von Schwefel in Stücken. Dabei ist jedoch darauf zu achten, daß die ganze Menge des verwendeten Schwefels auch wirklich in Flammen aufgeht. Zweckmäßig bedient man sich dabei besonders dafür eingerichteter Apparate, die durch den Handel gebrauchsfertig zu beziehen sind, oder einer etwa 150 cm langen, an beiden Enden durch angeschweißte Verschluß= stücke abgeschlossenen rinnenförmigen Wanne aus Eisenblech, die mit Schamotteerde oder einer ähnlichen unverbrennbaren Masse ausgekleidet und auf Spreizfüßen befestigt ist. Die Höhe der Füße soll derart sein, daß die Rinne etwa 50 cm über dem Boden steht. Die anzuwendenden Schwefelstücke sind in der Rinne gleichmäßig zu verteilen. Auf je 1 kg Schwefel gieße man 40 ccm Brennspiritus gleichmäßig über das ganze Schwefellager, zünde ihn mit einem Streichholz an, verlasse sofort den Raum und verschließe die Tür.

b) **Durch Verbrennen von Schwefelkohlenstoff.** Da diese Flüssigkeit indes äußerst feuergefährlich ist und beim Anzünden explosionsartig aufbrennt, muß sie zuvor mit Wasser und Brennspiritus in der Menge von je 5 Volumprozent versetzt werden. Die Verbrennung wird in eisernen Schüsseln oder Pfannen vorgenommen, deren Umgebung gegen das Überspringen des Feuers zu sichern ist. In diese Gefäße gieße man die Flüssigkeit, nachdem sie vorher tüchtig umgeschüttelt worden ist, dann zünde man sie vorsichtig an, wobei man sich von der aufschlagenden Flamme hinreichend weit entfernt zu halten hat, verlasse sofort den Raum und schließe die Tür ab. In wenigen Minuten erfüllt die sich entwickelnde schweflige Säure den ganzen Raum.

c) **Durch Verwendung im Handel erhältlicher flüssiger schwefliger Säure in Stahlflaschen.** Dieses Verfahren hat den Vorteil, daß eine Feuersgefahr ausgeschlossen ist und besondere Vorbereitungen nicht erforderlich sind. Auf die Flasche mit flüssiger schwefliger Säure setze man einen Gummischlauch; dieser wird durch eine Öffnung in der Wand oder der Tür (Schlüsselloch) in den Raum geleitet, in dem die Entlausung vorgenommen werden soll. Der Raum muß, wenn nötig, vorher geheizt werden, so daß in ihm eine Temperatur von wenigstens $10°$ herrscht. Damit die Säure aus der Flasche gleichmäßig entweicht, ist diese bei kalter Außentemperatur in ein Gefäß mit warmem Wasser (40 bis $50°$) zu stellen, dessen Temperatur durch wiederholtes Nachgießen von heißem Wasser auf der richtigen Höhe gehalten werden muß. Um von der Säure nicht größere Mengen, als nötig, ausströmen zu lassen, verfahre man folgendermaßen: Man stelle die Flasche auf eine Wage (Dezimalwage), lege auf die andere Wagschale so viel Gewichte, bis das Gleichgewicht hergestellt ist, und nehme sodann an Gewichtsstücken so viel fort, als das Gewicht des zum Ausströmen bestimmten Gases beträgt.

Nunmehr öffne man den Hahn und lasse das Gas so lange ausströmen, bis das Gleichgewicht wieder erreicht ist. Alsdann wird der Hahn geschlossen.

Die zur Entlausung nötigen Mengen von schwefliger Säure sind je nach den Umständen verschieden. Als Regel gilt, daß bei gut abdichtbaren Räumen schweflige Säure in einer Menge von 2 Volumprozent 6 Stunden lang auf den verlausten Raum und die zu entlausenden Sachen einwirken soll. Kleider, Wäschestücke, Decken und dergl. sind dazu einzeln auszubreiten oder auf Leinen und Gestellen aufzuhängen. Dabei ist darauf zu achten, daß die Taschen der Kleidungsstücke entleert und umgedreht werden. Bei der Entlausung der Wohnung eines Fleckfieberkranken, in der das Ausbreiten oder Aufhängen der verlausten Sachen wegen der für den Desinfektor damit verbundenen Gefahr zu unterbleiben hat, ist die Menge der zu verwendenden schwefligen Säure auf 3 Volumprozent zu erhöhen, damit auch die nicht ausgebreiteten Kleider und Wäschestücke von dem Gase ausreichend durchdrungen werden. Bei dieser Menge genügt eine Einwirkungsdauer von 4 Stunden. Auch in schlecht abdichtbaren Räumen ist eine Menge von 3 Volumprozent erforderlich.

Auf je 10 cbm Luftraum sind erforderlich zur Erzeugung von schwefliger Säure in einer Menge von

	2 Volum- prozent	3 Volum- prozent
a) Schwefel in Stücken	300 g	450 g
b) Schwefelkohlenstoffgemisch . . .	400 g	600 g
c) flüssige schweflige Säure in Stahl- flaschen	600 g	900 g.

Da bei der Anwendung der schwefligen Säure zur wirksamen Durchführung der Entlausung und zur Vorbeugung einer Feuersgefahr mancherlei zu beachten ist, sollten damit nur hinreichend ausgebildete und erfahrene Personen (Desinfektoren) betraut werden.

Wo Entlausungen in größerem Umfange und regel=
mäßig mittels schwefliger Säure vorgenommen werden,
empfiehlt es sich, dazu eigens eingerichtete und hinlänglich
geräumige Kammern zu unterhalten. Im Notfalle lassen
sie sich auch durch Behelfe, z. B. durch Benutzung eines
Möbelwagens oder dergl. ersetzen.

8. **Blausäure.** Die Dämpfe der Blausäure, eines
äußerst starken Giftes von bittermandelartigem Geruch, sind
ein außerordentlich wirksames Mittel, um Läuse und deren
Eier zu töten. Die damit behandelten Gegenstände werden
durch die Dämpfe in keiner Weise geschädigt. Da sie aber
auf Menschen stark giftig wirken, ist größte Vorsicht beim Ge=
brauche geboten. Das Verfahren darf nur von Personen
angewendet werden, die dazu auf Grund besonderer behörd=
licher Erlaubnis befugt, dazu besonders vorgebildet und mit
besonderer Ausrüstung (Sauerstoffschutzgerät) versehen sind.

Anmerkung. Unter den angeführten Entlausungs=
mitteln ist die Auswahl nach Lage des Falles zu treffen. Auch
dürfen unter Umständen andere, in bezug auf ihre Wirksam=
keit und praktische Brauchbarkeit erprobte Mittel angewendet
werden, jedoch müssen ihre Mischungs= und Lösungsverhält=
nisse sowie ihre Verwendungsweise so gewählt werden, daß
nach dem Gutachten des beamteten Arztes der Erfolg ihrer
Anwendung einer Entlausung mit den unter 1 bis 8 be=
zeichneten Mitteln nicht nachsteht.

III. Ausführung der Entlausung im einzelnen.

Wer zu Zeiten der Fleckfiebergefahr Entlausungen vor=
zunehmen hat, ist, falls er nicht schon einmal fleckfieberkrank
gewesen ist, der Möglichkeit ausgesetzt, daß durch Läuse, die
von Kranken auf ihn gelangen, die Krankheit auf ihn über=
tragen wird. Er hat sich daher möglichst vor der Aufnahme
von Läusen zu schützen.

Chemische Mittel, wie Streupulver und stark riechende
Flüssigkeiten, wie sie vielfach hierfür empfohlen werden,

haben keine ausreichende Wirkung. Hingegen gewährt das Tragen von geeigneten Schutzanzügen einen besseren Schutz.

Für die Ausführung der Entlausung gelten folgende Grundsätze:

1. Personen, welche Läuse haben, sind in einem geeigneten Raume zunächst einer gründlichen körperlichen Reinigung — weibliche Personen durch weibliche Hilfskräfte — zu unterziehen. Zu diesem Zwecke werden sie ganz entkleidet; Brustbeutel, Bruchbänder, Verbände u. dergl. werden ihnen abgenommen, weil auch an diesen Gegenständen Läuse haften und später von neuem eine Verbreitung des Ungeziefers verursachen können. Die Abnahme von Verbänden hat durch einen Arzt oder nach seinen Anordnungen zu geschehen. Während des Entkleidens stehen die zu reinigenden Personen zweckmäßig auf einem mit verdünntem Kresolwasser, 5%iger, Karbolsäurelösung oder Petroleum getränkten Laken, damit das Verstreuen der Läuse verhütet wird. Alsdann erfolgt unter Verwendung von warmem Wasser und Schmierseife eine gründliche Waschung (in einem Wannen- oder Brausebad). Es empfiehlt sich, die von den Kleiderläusen vorwiegend aufgesuchten Körperstellen (Nacken, die Gegenden zwischen den Schulterblättern und über dem Kreuzbein, ferner die Schamgegend bis in die Gesäßspalte sowie die Achselhöhlen) danach noch mit grauer Salbe oder weißer Präzipitatsalbe einzureiben und dies nach acht Tagen zu wiederholen. Bei starker Verlausung sind zweckmäßig die Haare an diesen Körperstellen zuvor abzuschneiden. Eine vollständige Entfernung der Haare durch Rasieren oder die Anwendung von Enthaarungsmitteln (Strontiumsulfid usw.) wird nur in Ausnahmefällen erforderlich sein. Personen, die außer Kleiderläusen auch Kopf- oder Filzläuse an sich haben, reinigt man zugleich von diesem Ungeziefer. Zu diesem Zweck entfernt man am besten die Kopfhaare mit einer Haarschneidemaschine und reinigt alsdann die geschorenen Stellen kräftig mit warmem Seifenwasser. Wenn das Abschneiden der Haare auf nicht überwindbaren Widerspruch stößt, wie

dies namentlich bei weiblichen Personen öfter der Fall ist, tränkt man die Haare reichlich mit einem läusetötenden Mittel (Sabadillessig, Petroleum, Perubalsam), wobei aber von der Flüssigkeit nichts in die Augen gelangen darf, und umhüllt den Kopf 12 bis 24 Stunden lang mit einer Badehaube, einer wollenen Haube oder einem festsitzenden Tuche. Zur Vertilgung der Filzläuse sind die von ihnen befallenen Stellen mit grauer Salbe oder mit weißer Präzipitatsalbe gründlich einzureiben, damit die Salbe in die Haut eindringt, da sonst nicht alle Läuse abgetötet werden. Dies ist nach acht Tagen zu wiederholen.

Die so gereinigten Personen werden nach dem Bad in einem anderen Raume von Kopf bis Fuß mit frischer Wäsche und reinen Kleidern versehen oder in ein reines Bett gebracht. Die von ihnen benutzten Handtücher und Laken sind in verdünntes Kresolwasser oder 5%ige Karbolsäurelösung zu legen. Der Fußboden, auf dem die mit Läusen behafteten Personen vor der Reinigung gestanden oder auf dem ihre Sachen gelegen haben, ist sorgfältig und gründlich mit verdünntem Kresolwasser oder 5%iger Karbolsäurelösung abzuwaschen; auch die Badewanne ist nach dem Ablassen des Wassers in gleicher Weise zu reinigen. Soweit die zu Entlausenden dazu imstande sind, sollen sie die körperliche Reinigung selbst an sich ausführen und ihre Wäsche und Kleider selbst in die zur Entlausung bestimmten Behälter legen.

M a s s e n e n t l a u s u n g e n. Sollen innerhalb kurzer Zeit große Menschenmengen von Kleiderläusen befreit werden, wie dies in Asylen und Quarantäneanstalten notwendig werden kann, so sind hierfür zweckmäßig besondere Räume in hinreichender Zahl, womöglich in eigens dazu vorgesehenen Baulichkeiten (Baracken) bereitzustellen. Dabei ist es erforderlich, mehrere Räume in geeigneter Aufeinanderfolge zum Ablegen der Kleider, zum Baden der Leute, zur Abtötung des Ungeziefers in den Bekleidungs- und Wäschestücken, zum Anlegen der reinen Sachen zur Verfügung zu haben. Damit die soeben gereinigten Personen nicht gleich wieder Unge-

ziefer von den noch nicht gereinigten aufnehmen, muß bei
der Anlage jeder, auch der kleinsten Einrichtung solcher Art
von vornherein auf die schärffte Trennung der reinen (läuse=
freien) von der unreinen (verlausten) Seite Bedacht ge=
nommen werden. Aus demselben Grunde müssen die ver=
wendeten Desinfektions= und Entlausungsapparate eine be=
sondere unreine (Belade=)Seite und eine besondere reine
(Entlade=)Seite haben.

2. Leib= und Bettwäsche sowie waschbare
Kleidungsstücke sind entweder 2 Stunden in ver=
dünntes Kresolwasser oder 5%ige Karbolsäurelösung zu
legen oder in Wasser, dem zweckmäßig Soda zugesetzt wird,
auszukochen oder mittels Wasserdampfs, trockener Hitze,
schwefliger Säure (oder mit Blausäuredämpfen unter den
behördlich angeordneten Vorsichtsmaßnahmen) zu behandeln.
Wäsche mit Blut=, Kot= oder Eiterflecken ist hingegen
nicht mit Wasserdampf zu behandeln. Sollen Wäsche=
stücke und dergl. aus dem Entkleidungsraume zur
Entlausung nach einem anderen Raume gebracht werden,
so sind sie in Beutel, welche mit verdünntem Kresolwasser
oder 5%iger Karbolsäurelösung gründlich durchnäßt sind, so
zu stecken, daß das Ungeziefer unterwegs nicht verstreut wird.

Sollen Kleider der trockenen Hitze ausgesetzt werden, so
werden sie zweckmäßig gewendet, so daß das Futter nach
außen kommt, auch werden die Taschen umgedreht. Etwa
in den Kleidern befindliche feuergefährliche oder explosible
Gegenstände (Zündhölzer u. a.) sind zuvor herauszunehmen.

Nasse Kleider und Wäsche sind, falls sie mittels schwef=
liger Säure oder Blausäuredämpfe entlaust werden sollen,
vorher zu trocknen.

Sind die Gegenstände mit Blausäuredämpfen behan=
delt worden, so sind sie, bevor sie wieder in Ge=
brauch genommen werden, zunächst mindestens eine
Stunde lang im Freien zu lüften, sodann zu
klopfen oder kräftig zu schütteln, damit die in den
Poren des Gewebes befindlichen Dämpfe möglichst entweichen;

hierauf sind die Gegenstände in einem warmen Raum einem starken Luftzug einige Zeit lang auszusetzen und schließlich nochmals zu klopfen oder auszuschütteln.

3. Kleidungsstücke, die nicht waschbar sind, Federbetten, wollene Decken, Matratzen ohne Holzrahmen, Teppiche, Bettvorlager dürfen nicht ausgekocht, auch nicht in verdünntes Kresolwasser oder 5%ige Karbolsäurelösung gelegt werden. Sie können in einem Dampfapparat, in dem sie nicht zu dicht neben einander aufgehängt oder gelagert werden sollen, entlaust werden, jedoch ist auch bei ihnen darauf Bedacht zu nehmen, daß mit Blut, Eiter oder Kot befleckte Stücke nicht in den Apparat gelangen, weil sonst unter der Dampfeinwirkung braune Flecke entstehen, die sich nicht mehr entfernen lassen. Auch können bei ihnen trockene Hitze oder schweflige Säure (auch Blausäuredämpfe unter den behördlich angeordneten Vorsichtsmaßnahmen) zur Anwendung kommen.

4. Pelzwerk und Ledersachen (Schuhwerk) dürfen nicht mit Dampf behandelt werden. Die Entlausung wird am sichersten mittels schwefliger Säure oder Blausäuredämpfe vorgenommen, bei Lederzeug auch in der Weise, daß es 2 Stunden lang in verdünntes Kresolwasser oder 5%ige Karbolsäurelösung gelegt und alsdann zum Trocknen aufgehängt wird.

5. Kämme, Bürsten sind 2 Stunden in verdünntes Kresolwasser oder 5%ige Karbolsäurelösung zu legen.

6. Gegenstände aus Gummi (Gummimäntel, Gummischuhe) werden zweckmäßig mit einem Lappen abgerieben, der mit verdünntem Kresolwasser oder 5%iger Karbolsäurelösung getränkt ist.

7. Waschbecken und Badewannen sind nach ihrer Entleerung gründlich mit verdünntem Kresolwasser oder 5%iger Karbolsäurelösung auszuscheuern und dann mit Wasser auszuspülen.

8. Die Bettstelle und der Nachttisch des Kranken, ferner die Wand und der Fußboden in der Nähe des Bettes sind, falls die Annahme begründet ist, daß sich Läuse an ihnen vorfinden, mit Lappen abzureiben, die mit verdünntem Kresolwasser oder 5%iger Karbolsäurelösung befeuchtet sind. Erfahrungsgemäß finden sich indes am Fußboden und an den Wänden Läuse nur bei ganz starker Verlausung vor, und ihre Eier kommen hier nur ausnahmsweise zur Entwicklung.

9. Sammet-, Plüsch- und andere Möbelbezüge werden mit verdünntem Kresolwasser oder 5%iger Karbolsäurelösung durchfeuchtet, feucht gebürstet und mehrere Tage hintereinander gelüftet. Haben sich Gegenstände dieser Art in einem Raume befunden, während dieser mit schwefliger Säure oder Blausäuredämpfen behandelt worden ist, so erübrigt sich die vorstehend angegebene besondere Entlausung.

10. Gegenstände von geringem Wert (Inhalt von Strohsäcken, Lumpen und dergl.) sind am zweckmäßigsten zu verbrennen.

11. Zur Entlausung geschlossener oder allseitig gut abschließbarer Räume empfiehlt sich die Ausgasung mit schwefliger Säure oder Blausäuredämpfen. Vor Beginn des Verfahrens sind alle Undichtigkeiten der Fenster, Türen, etwaige Ventilationsöffnungen und dergl. genau zu verkleben oder sonst abzudichten. Es ist die größte Sorgfalt auf eine solche Abdichtung des Raumes zu verwenden, weil hiervon der Erfolg der Entlausung wesentlich abhängt. Auch ist durch eine geeignete Aufstellung, Ausbreitung oder sonstige Anordnung der in dem Raume befindlichen Gegenstände dafür zu sorgen, daß das Gas oder die Dämpfe auf sie hinreichend einwirken können. Gefüllte Waschschüsseln und Eimer sind vorher auszugießen und nasse Fußböden trocken zu reiben. Nasse Kleider sind vor der Anwendung schwefliger Säure oder von Blausäuredämpfen zu trocknen (s. Nr. 2).

12. Bei Krankenwagen, Krankentragen, Räderfahrbahren u. dergl. sind die Holzteile, mit denen der Kranke in Berührung gekommen sein kann, ferner die Lederüberzüge der Sitze oder Bänke sorgfältig und wiederholt mit Lappen abzureiben, die mit verdünntem Kresolwasser oder 5%iger Karbolsäurelösung befeuchtet sind. Kissen und Polster, soweit sie nicht mit Leder überzogen sind und nicht in gleicher Weise behandelt werden, Teppiche, Decken usw., können auch mit Wasserdampf entlaust werden. Der Wagenboden wird mit Lappen und Schrubber, welche reichlich mit verdünntem Kresolwasser oder 5%iger Karbolsäurelösung getränkt sind, aufgescheuert.

Andere Personenfahrzeuge (Droschken, Straßenbahnwagen, Boote usw.) sind in gleicher Weise zu entlausen.

13. Die Entlausung von Eisenbahn-Personen- und Güterwagen erfolgt nach den Grundsätzen in Ziffer 8, 9, 11 und 12, soweit hierüber nicht besondere Vorschriften ergehen.

Anlage 4.

Gemeinverständliche Belehrung
über
das Fleckfieber und seine Verbreitungsweise.

1. Das Fleckfieber ist eine gefährliche übertragbare Krankheit; sie kennzeichnet sich durch hohes Fieber, schwere Bewußtseinsstörung und einen fleckigen Hautausschlag.

Die Krankheit wird durch Läuse (Kleiderläuse) übermittelt; wandert eine solche Laus von einem Fleckfieberkranken auf einen gesunden Menschen, so kann sie den Ansteckungsstoff auf den Gesunden übertragen.

2. Die Erkrankung an Fleckfieber beginnt ungefähr eine bis drei Wochen nach Aufnahme des Ansteckungsstoffes. Nachdem während einiger Tage als Vorboten Kopfweh, allgemeine Mattigkeit und Gliederschmerzen vorausgegangen sind, setzt die eigentliche Erkrankung ziemlich rasch, zuweilen mit einem heftigen Schüttelfrost und mit hohem Fieber (40 bis 41 ° C.) ein. Die Kranken bekommen ein gerötetes Gesicht, werden leicht benommen und verfallen später oft in einen schlafsüchtigen Zustand, zeigen auch wohl die Neigung, im Fieberwahne das Bett zu verlassen.

Meist zwischen dem dritten und fünften Krankheitstage treten auf der Haut, besonders an Brust und Bauch, aber auch an den Gliedmaßen zahlreiche rötliche, bis linsengroße Flecke auf, welche zu dem Namen Fleckfieber Veranlassung gegeben haben. Mit halb offenem Munde und Auge, trockener, brauner Zunge, in tiefer Benommenheit liegen die Kranken völlig teilnahmlos da und erreichen einen hohen Grad von

Schwäche und Erschöpfung. Auch besteht eine heftige nervöse Unruhe. Die Stimme bekommt einen heiseren Klang.

Bei günstigem Verlaufe tritt gegen Ende der zweiten Krankheitswoche, öfters unter reichlichem Schweiße, ziemlich rasch die Entfieberung ein.

Neben schweren Fällen kommen mitunter, namentlich bei Kindern, leichte Erkrankungen vor. Für die Verbreitung der Seuche sind sie ebenso gefährlich wie die schweren Erkrankungen.

3. Da umherziehende obdachlose Personen, z. B. Bettler, Zigeuner, Landstreicher, am meisten der Gefahr einer Verlausung ausgesetzt sind, werden zu Epidemiezeiten gerade sie vorwiegend von dem Fleckfieber befallen. Ihre Herbergen und Asyle sind von jeher als Brutstätten der Seuche bekannt. Die mit Läusen behafteten umherziehenden Personen können, indem sie bald da, bald dort nächtigen, gefährliche Krankheitsausbrüche erzeugen. Die Gewährung von Unterkunft an solche Personen ist in Fleckfieberzeiten nicht ungefährlich, sie sind deshalb, wo nur immer möglich, den Herbergen zu überweisen.

4. Das Hauptmittel für die Bekämpfung des Fleckfiebers ist die Vernichtung der Läuse und deren Eier. Der Kranke ist sofort von dem Ungeziefer, das in der Wäsche und Kleidung sowie am Körper sitzt, zu befreien und am besten in einem Krankenhaus abzusondern. Auch gesunde Personen, die mit ihm in Berührung gekommen sind, sind zu entlausen. Überhaupt ist Sauberkeit und häufiger Wechsel der Wäsche der beste Schutz gegen die Ansteckung und Ausbreitung des Fleckfiebers.

Die Entlausung von Personen, Gegenständen und Räumen ist nach der amtlichen „Anweisung zur Entlausung bei Fleckfieber"*) auszuführen.

5. Die mit der Wartung und Pflege des Kranken betrauten Personen haben den Verkehr mit anderen Personen tunlichst zu vermeiden. Vor der Aufnahme von Ungeziefer

---

*) Verlag von Julius Springer, Berlin W 9, Linkstraße 23/24.

haben sie sich ebenso wie Desinfektoren, die mit verlausten Sachen zu tun haben, sorgfältig zu schützen. Zu diesem Zweck ist das Tragen von Schutzanzügen aus glattem Stoff und von hohen Stiefeln oder hohen Gummischuhen empfohlen worden. Ratsam ist es, daß die Pflegepersonen sich täglich unmittelbar nach Beendigung des Dienstes in einem warmen Bade gründlich abseifen und die Wäsche wechseln.

6. Bei der Pflege des Kranken ist nach geschehener Entlausung darauf zu achten, daß er dauernd von Läusen frei bleibt.

7. Das Zimmer, in dem der Kranke vor der Verbringung ins Krankenhaus gelegen hat, ist, sobald der Kranke es verlassen hat, zu verschließen und bis zur Ausführung der Entlausung verschlossen zu halten; auf keinen Fall dürfen Sachen aus ihm entfernt oder das Bett des Kranken von einer anderen Person benutzt werden, ehe nicht das Zimmer von einem staatlich geprüften Desinfektor gründlich entlaust ist.

8. Kleidungsstücke, Wäsche und sonstige Gebrauchsgegenstände von Fleckfieberkranken dürfen unter keinen Umständen in Benutzung genommen, an andere abgegeben oder verschickt werden, ehe sie von Läusen befreit sind.

9. Bei jeder des Fleckfiebers auch nur verdächtigen Erkrankung ist sofort ein Arzt zuzuziehen und Anzeige an die zuständige Behörde zu machen.

Wöchentlich dem Reichsgesundheitsamt einzusenden.

Nachweisung

über die in der Zeit vom .... bis .... 19.... vorgekommenen Fleckfieberfälle.
Fleckfieberverdächtige Fälle sind nicht aufzunehmen.

Name der Ortschaft (mit Angabe des Verwaltungs- bezirkes)	Einwohnerzahl (letzte Volks- zählung)	Neu erkrankt sind	Davon inner- halb der letzten 3 bis 4 Wochen vor der Erkrankung oder bereits krank von auswärts zugereist	Gestorben sind	Bemerkungen (insbesondere Tag des Ausbruchs im Berichtsort; Angabe des Ortes, woher die in Spalte 4 aufgeführten Personen zugereist sind; Bemerkungen über getroffene Maßnahmen: Entlausung, Schließung oder Räumung von Herbergen, überfüllten Wohnungen usw.)
1.	2.	3.	4.	5.	6.

4*

Sachregister.

Verlag von Julius Springer in Berlin. — Druck von H. S. Hermann & Co. in Berlin.